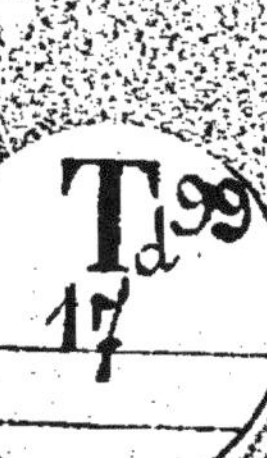

CONTRIBUTION A L'ÉTUDE

DES

ABCÈS FROIDS PÉRIOSTIQUES DU THORAX

PAR

ALFRED PICHON

Docteur en médecine de la Faculté de Paris,
Médecin de la marine,
Chevalier de la Légion d'honneur,
Né à Dieuze (Alsace-Lorraine).

———

PARIS

LIBRAIRIE COTILLON

F. PICHON, SUCCESSEUR, IMPRIMEUR-ÉDITEUR,

24, RUE SOUFFLOT, & 30, RUE DE L'ARBALÈTE.

—

1886

CONTRIBUTION A L'ÉTUDE

DES

ABCÈS FROIDS PÉRIOSTIQUES DU THORAX

CONTRIBUTION A L'ÉTUDE

DES

ABCÈS FROIDS PÉRIOSTIQUES DU THORAX

PAR

ALFRED PICHON

Docteur en médecine de la Faculté de Paris,
Médecin de la marine,
Chevalier de la Légion d'honneur,
Né à Dieuze (Alsace-Lorraine).

———

PARIS

LIBRAIRIE COTILLON

F. PICHON, SUCCESSEUR, IMPRIMEUR-ÉDITEUR,

21, RUE SOUFFLOT, & 30, RUE DE L'ARBALÈTE.

—

1886

ABCÈS FROIDS PÉRIOSTIQUES DU THORAX

INTRODUCTION

La définition des abcès froids périostiques du thorax a été donnée d'une façon très exacte par Choné, dans une thèse soutenue en 1873, et écrite sous l'inspiration de son maître M. Gaujot :

« En dehors, dit-il, des abcès phlegmoneux ordi-
« naires ; des abcès froids idiopathiques qui peuvent
« se montrer sur les parois thoraciques comme par-
« tout ailleurs; des abcès par congestion, symptoma-
« tiques d'une carie vertébrale, costale ou sternale,
« et enfin des suppurations provenant d'un empyème
« ayant perforé les espaces intercostaux, on observe
« encore, plus particulièrement dans les hôpitaux
« militaires, une catégorie d'abcès froids ou subaigus
« ayant une physionomie, une marche et une évolu-
« tion particulières, et dont le développement coïn-
« cide avec une périostite des os sous-jacents, soit
« que cette périostite précède la collection purulente
« soit qu'elle en résulte. »

Cette variété d'abcès froids fera le sujet de notre

étude, et nous nous occuperons exclusivement de ceux qui ont pour siège les parois thoraciques, se développant aux dépens du périoste des côtes en dedans ou en dehors du plan de la poitrine. Nous laisserons de côté les abcès périostiques développés aux dépens des autres régions du corps, bien que nous leur reconnaissions des symptômes et une nature intime tout à fait identiques.

Les manifestations cliniques de cette maladie sont bien connues depuis longtemps, surtout des médecins militaires : nous ne pensons pas non plus dire rien de bien nouveau sur leur marche, leur pronostic et leur traitement.

Quant à leur pathogénie, et aux lésions anatomo-pathologiques qu'ils provoquent, ces points très-intéressants de leur étude sont restés longtemps enveloppés de la plus grande obscurité : aujourd'hui ils sont complétement élucidés.

Les quelques observations inédites que nous rapportons et que nous analysons, nous ont semblé confirmer pleinement la nouvelle théorie que l'on a proposée pour les expliquer.

Nous apportons donc à cette théorie l'appoint de quelques observations nouvelles, et nous analysons les derniers travaux parus sur la question.

Avant d'entrer dans notre sujet, qu'il nous soit permis de remercier M. le professeur Lannelongue d'avoir bien voulu nous faire l'honneur d'accepter la présidence de cette thèse.

HISTORIQUE.

La liste des auteurs qui se sont occupés des abcès froids périostiques du thorax depuis soixante ans est longue, et leurs théories diverses ont été trop souvent et trop bien exposées pour que nous pensions à les analyser de nouveau : cependant, avant de parler de la doctrine qui s'impose aujourd'hui, et à laquelle nous nous rattachons, il nous semble indispensable de grouper et classer les appréciations diverses auxquelles cette maladie a donné lieu.

A l'exemple de MM. Poulet et Bousquet (*Pathologie chirurgicale*), nous diviserons cette étude en deux périodes bien distinctes.

1° *Période clinique.* — Les anciens chirurgiens considéraient ces abcès comme idiopathiques, ou symptomatiques de carie costale.

Puis vient une période indécise de 1822 à 1829 où Paccini de Lucques, Hervez de Chégoin, Mérat, Bonnet, donnent quelques observations se rapportant bien évidemment à des faits de cette nature, mais qu'ils ne savent pas encore distinguer nettement des abcès froids du thorax, et sur l'étiologie desquels par conséquent ils restent muets.

Ménière, dans différents mémoires 1820, 1829, 1830, l'a étudiée, et inaugure une période d'observation plus attentive. Il groupe un grand nombre de cas, reconnaît l'existence indépendante de ces abcès de voisinage des côtes, et les explique par une théorie mécanique. Pour lui, ils succèdent à une contusion interne produite par les secousses de la toux dans le cours des maladies où ce symptôme est fréquent.

Larrey et Sédillot, qui ont occasion de voir un grand nombre de cas semblables chez les soldats, les rattachent à des contusions externes dues aux frottements répétés des pièces d'équipement, courroies du sac, ceinturon, et du fusil sur les parois de la poitrine.

Ces deux explications banales sont sans fondement sérieux, on l'a depuis longtemps démontré, et nous n'y reviendrons pas. Elles régnèrent cependant longtemps dans la science, et c'est Leplat seulement, alors agrégé de médecine au Val-de-Grâce qui devait les ruiner en donnant pour origine aux abcès périostiques une pleurésie préalable. Dans son travail qui parut en 1865 dans les *Archives de médecine*, il montre combien est fréquente la coïncidence de ces abcès et d'une pleurésie ancienne, et il prétend généraliser cette donnée : il pose en principe que, dans la majorité des cas, une pleurésie en est le point de départ ; qu'elle soit ancienne ou récente, peu importe, l'abcès costal qui paraît lui est intimement lié.

Cette théorie exclusive fut bientôt battue en brèche : Choné, dans sa thèse de 1873, inspirée par Gaujot, invoque pour cause essentielle une inflammation toute spéciale du périoste costal déjà signalée du reste par un ancien médecin militaire, Parise.

Cette inflammation siège dans la couche externe du périoste seulement, comme la clinique le lui a démontré, et respecte pendant très-longtemps sa couche interne et l'os sous-jacent. Qu'une pleurésie puisse agir par voisinage, à sa période aiguë, sur le développement de cette périostite externe, il ne le nie pas absolument : mais dans tous les cas où il n'y a pas de pleurésie antérieure, ou bien quand elle est ancienne, c'est que le périoste s'est enflammé primitivement, et sous l'influence de mauvaises conditions hygiéniques auxquelles il accorde un rôle de premier ordre.

Cette thèse importante, et ces conclusions fondées sur une étude clinique des plus attentives rallièrent des adhésions considérables. M. le professeur Duplay, dans une clinique publiée dans le *Progrès médical* de 1876, dans son traité de pathologie externe, au congrès de Genève enfin en 1877, accepte cette idée d'inflammation du périoste dans sa couche externe, et pense de plus que cette affection n'est pas particulière aux côtes, mais qu'elle peut se montrer sur tous les points du squelette avec les mêmes caractères chez les gens surmenés ou convalescents d'une longue et grave maladie.

Par un mécanisme différent, M. le professeur Verneuil (1876, Lettre au *Progrès médical*) met encore en cause une théorie inflammatoire : se fondant sur une disposition anatomique des muscles thoraciques au niveau de la partie antérieure et latérale du thorax, il admet en ce point la présence de *cavités séreuses* en puissance qui, sous l'influence de frottements répétés, s'enflammeront et suppureront.

Legrand, de son côté (thèse de Paris de 1870), émet une idée qui nous paraît pouvoir prendre place à côté de la précédente : lui aussi admet des cavités séreuses primitives, mais elles se trouvent à la face interne des côtes : elles sont dues à ce que le poumon, en se rétractant dans les pleurésies chroniques, attire en dedans avec lui la plèvre pariétale, la détache de la paroi en certains points : c'est en ces points que se trouvent dès lors formées les cavités qui donneront naissance aux abcès périostiques.

Enfin, signalons qu'on a essayé de rattacher quelques abcès périostiques au moins, soit à des adénites suppurées, soit à des localisations de périostite rhumatismale.

Quoi qu'il en soit, et jusqu'en 1879, on n'a encore que des suppositions à faire sur l'étiologie et la pathogénie des abcès périostiques. Autant ils. sont bien connus dans leurs manifestations, grâce aux belles recherches cliniques de Gaujot, qui a mérité de voir son nom attaché à cette période, autant ils sont ignorés dans leur structure intime.

2° *Deuxième période ou période histologique.* — C'est avec les recherches de *Kiener*, professeur agrégé au Val-de-Grâce, que commence cette période, et cet auteur y a attaché son nom.

En 1879, un élève de M. Gaujot, Charvot, professeur

agrégé au Val-de-Grâce, dans un remarquable et très-complet travail publié dans la *Gazette hebdomadaire*, revenait sur la question des abcès périostiques. Il les distinguait :

1° *Des abcès froids idiopathiques* par ce fait qu'ils sont toujours en relation directe avec le squelette et accolés à lui;

2° *Des abcès secondaires à une lésion osseuse*, car jamais au début ils ne s'accompagneraient d'aucune altération, même superficielle de l'os sous-jacent.

Les abcès périostiques forment donc une troisième variété d'abcès froids, pouvant se montrer sur tous les points du squelette, caractérisés par ce premier fait qu'ils résultent d'une altération primitive de la couche externe du périoste; par cet autre fait que l'os, au moins au début, n'est jamais altéré ni mis à nu. — Enfin l'idée vraiment originale de ce travail est celle-ci : tous les abcès périostiques se montrent chez des sujets que l'hérédité ou l'innéité a voués à la tuberculose : ce sont des tuberculoses locales, ainsi que le démontre d'une façon irrécusable le microscope. Et en en effet l'on pouvait voir dans une note de M. Kiener, annexée au travail, l'examen histologique de l'un des cas démontrer dans la paroi de la poche l'existence de follicules tuberculeux et de bacilles.

Depuis cette époque, plusieurs importants travaux ont été publiés sur cette question : nous citerons seulement le mémoire de MM. Kiener et Poulet, professeurs agrégés au Val-de-Grâce, publié dans les *Archives de physiologie* de 1883 et celui de M. Charvot, professeur agrégé au Val-de-Grâce publié dans la *Revue de chirurgie* de 1884.

La structure et la pathogénie des abcès froids périostiques y étaient de nouveau soigneusement étudiées, et ils passaient définitivement dans le champ déjà si vaste des *tuberculoses locales chirurgicales*.

ÉTIOLOGIE.

Toute l'étiologie des abcès périostiques aurait besoin d'être révisée dans le sens de la théorie histologique qui les range parmi les tuberculoses externes : on reconnaîtrait vite, nous en avons la persuasion, que, dans tous les cas, l'idée de diathèse tuberculeuse et de tuberculose locale s'impose à l'esprit.

Ou bien l'on a affaire à des phthisiques avérés, à lésions avancées, et il est impossible dans ce cas de méconnaître la cause première, ou bien ils se présentent sur des sujets surmenés par n'importe quelle cause, par un travail excessif, par les excès, chez les jeunes soldats, chez les ouvriers des villes : ils coïncident avec des antécédents héréditaires fâcheux, avec des adénites chroniques, des fistules à l'anus, des gommes sous-cutanées tuberculeuses, des ostéites vertébrales, des lésions tuberculeuses des voies génito-urinaires, ils peuvent se compliquer à un moment donné de leur évolution de tuberculose viscérale en général et pulmonaire plus particulièrement. Dans ce cas encore il y a une grande présomption sur leur origine véritable.

Enfin, quand ils atteignent des sujets solides en apparence, à antécédents héréditaires indemnes de toute tache tuberculeuse, pleins de force et paraissant d'une santé robuste, dans ce cas l'étude histologique de l'abcès pratiquée dans les conditions convenables vient encore montrer que malgré cette apparence extérieure, qui semble irréprochable, la tuberculose cependant a mis déjà sa griffe sur l'organisme. Et l'on n'a pas lieu d'être surpris aujourd'hui de voir coïncider une santé presque parfaite avec une tuberculose locale, car on sait combien la tuberculose dans un grand nombre de ses déterminations locales exerce peu d'influence sur la santé générale : ce fait est dès longtemps démontré en particulier pour la tuberculose des voies génito-urinaires.

Tous les facteurs que l'on a signalés pour expliquer l'apparition des différentes manifestations tuberculeuses locales se retrouvent dans l'étiologie des abcès périostiques. De même, l'aspect, l'évolution, la ténacité de ces manifestations, leurs récidives, leur généralisation même sont autant de preuves que l'on a affaire à un processus virulent, et le sens clinique les avait depuis longtemps rattachés à un état

général que M. Gaujot définissait *Lymphatisme purulent caséeux*, et auquel il donnait comme prin-
cipaux attributs : « Perversion de la nutrition, — al-
« tération du sang caractérisée par l'augmentation
« des globules blancs et la diminution des globules
« rouges, — teinte jaunâtre des téguments décolorés;
« exsudation facile de la sérosité dans le tissu cellu-
« laire et dans les cavités séreuses, augmentation de
« volume des ganglions et des viscères glandulaires
« en rapport avec la circulation lymphatique, — alté-
« ration de la moëlle des os, — caractères de ces ma-
« nifestations qui consistent en engorgements chro-
« niques ou dépôts indolents peu susceptibles de
« disparaître par résolution, aboutissant au con-
« traire à la suppuration froide par un processus
« lent et insensible, — nature particulière de cette
« suppuration froide qui tient au dépôt d'éléments
« caséeux. »

N'y avait-il pas dans ce tableau bien des raisons
de faire prononcer plutôt le nom de *tuberculose*, si à
l'époque où il a été fait n'eût régné le principe de
dualité des phthisies posé par Wirchow, et si les
masses caséeuses charriées par ces abcès n'eussent
été de parti pris considérées, non comme la fonte de
dépôts tuberculeux, mais comme le produit d'altération sur place de la suppuration chronique?

Mais, même dans les cas où l'influence de la tuberculose est le plus nettement marquée, elle n'agit
pas seule : pourquoi l'abcès froid se localise-t-il au

niveau du périoste costal au lieu d'atteindre telle autre partie du corps? Pourquoi frappe-t-il plus sévèrement certaines professions? En un mot, à côté de la cause générale, la tuberculose, quelles sont les causes prédisposantes locales et générales?

Causes prédisposantes générales. — Les abcès périostiques des côtes se montrent surtout à l'âge où la plus grande partie de la population se trouve sous les drapeaux : ce fait explique pourquoi les médecins militaires se sont les premiers et le plus souvent occupés de cette affection. Il est dès longtemps signalé que ce n'est pas en général dans les six premiers mois de l'incorporation que se développe cette périostite, mais au bout d'un an, quinze mois :

« Il semble, dit Paulet (*Dict. Encyclopédique*, art.
« *Côtes*) auquel nous empruntons ces lignes, qu'il
« en est de cette affection comme de bien d'autres
« qui s'observent de préférence chez les soldats.
« Telles sont les adénites, les épididymites caséeuses,
« les périostites articulaires dont l'apparition coïn-
« cide le plus souvent avec le commencement de
« la deuxième année. On dirait que la provision de
« santé que le jeune soldat apporte à son entrée dans
« le régiment s'altère peu à peu en raison des con-
« ditions hygiéniques relativement inférieures à
« celles dans lesquelles il vivait à la campagne.
« Ce n'est pas la nourriture qu'il faut incriminer,
« mais bien le casernement dans des locaux trop
« étroits, la nuit passée dans des chambrées mal

« aérées, les exercices violents et prolongés,
« l'entraînement excessif, ou encore les fatigues,
« les privations subies pendant une guerre ; comme
« si, sous l'influence de ces causes multiples dont
« aucune ne semble être suffisante pour engendrer
« la maladie, certains hommes moins robustes que
« d'autres se trouvaient sous le coup d'une immi-
« nence morbide, sorte de scrofule acquise et pas-
« sagère. »

Un autre fait digne de remarque, c'est que cette maladie ne s'observe au même degré de fréquence ni chez les officiers ni chez les sous-officiers : ceci montre bien qu'elle tient au mode d'existence des soldats.

Cette maladie est-elle aussi fréquente chez les marins que chez les soldats ? Si nous en croyons notre expérience personnelle, nous ne le pensons pas ; et, d'autre part, nous n'avons pas vu signalée cette affection chez les marins. Comment expliquer cette immunité relative chez des gens que leur genre de vie, leurs travaux pénibles placent en apparence dans les mêmes conditions de réceptivité ? Nous croyons qu'il faut en rapporter la principale cause à l'influence qu'exerce l'air de la mer sur le développement des lésions tuberculeuses. Cette influence est essentiellement bienfaisante, et s'exerce, selon nous, d'une façon puissante.

Dans la pratique civile, du reste, ces abcès ne sont pas plus rares, surtout dans les hôpitaux de Paris.

Ils sont beaucoup plus fréquents à coup sûr chez les hommes que chez les femmes. Cartier, dans sa thèse de 1882, dit qu'il n'en a pas vu une seule observation relatée chez une femme. Par un hasard particulier, il se trouve que trois de nos observations inédites ont trait à des femmes. Les causes prédisposantes générales débilitantes ont leur part dans leur production : une alimentation insuffisante et de mauvaise qualité, un travail excessif, l'habitation dans des pièces petites, humides, mal aérées, où le soleil ne pénètre jamais, les excès de toute sorte, les chagrins profonds, toutes les causes enfin qui agissent comme pourvoyeurs de la tuberculose générale ou locale.

Causes prédisposantes locales. — Les traumatismes extérieurs ont sur le développement des abcès périostiques une influence évidente et qui a été niée à tort : il est vrai que leur rôle avait été exagéré avec tout aussi peu de raison. Ils seraient impuissants chez un sujet non prédisposé : mais dans le cas contraire ils servent de cause localisatrice. En général ce ne sont pas les traumatismes francs, comme une fracture de côte, une plaie tranchante qui sont jamais suivis de cette complication, mais les traumatismes bâtards, ceux qui n'arrivent à produire qu'une contusion du tissu osseux, un froissement du périoste. La fréquence si grande de l'affection chez le militaire s'explique évidemment très bien par cette idée de froissements répétés : nous pensons aussi que la contusion produite par le corset trop serré n'a pas été sans influence, dans nos observations, sur le développement de cette périostite chez les femmes.

Nous admettons moins facilement, avec Ménière, le rôle du traumatisme interne causé par la toux. Les abcès périostiques du thorax sont rares dans le cours des maladies où la toux est le plus franchement paroxystique, dans la bronchite ou la coqueluche par exemple : ils coïncident plus souvent avec une pleurésie récente ou ancienne, maladie où la toux est relativement rare.

Que faut il penser de cette influence de la pleurésie sur le développement des abcès, cause à laquelle Leplat faisait jouer un si grand rôle? En réalité il n'y a pas aussi souvent qu'il le pensait coïncidence entre ces deux affections : le plus grand nombre des abcès thoraciques ne sont ni précédés ni escortés d'une inflammation pleurétique. Quand cette inflammation existe, elle se montre souvent si longtemps avant l'abcès qu'on ne peut établir aucun lien entre les deux processus : ou bien elle apparaît quand l'abcès est déjà formé, et comme conséquence de l'irritation qu'il développe autour de lui; ou bien la pleurésie est à droite et l'abcès à gauche, et inversement. Cependant nous ne voulons pas enlever à cette idée toute vraisemblance : dans deux de nos observations, il y a une pleurésie précédant de très près le développement de l'abcès : cette pleurésie était évidente dans les deux cas, et s'accompagnait d'une rétraction du côté.

ANATOMIE PATHOLOGIQUE.

Les abcès périostiques du thorax ressemblent à tous les abcès froids : aussi insisterons-nous seulement sur les points qui leur sont spéciaux, et qui sont signalés du reste dans les observations qui forment le fond de notre travail.

Caractères macroscopiques. — Leurs sièges de prédilection sont d'après Poulet et Bousquet :

1° La partie antéro-supérieure du tronc, au voisinage des articulations costo-sternales;

2° La partie postérieure du tronc, au niveau de l'angle de la côte;

3° Les parties latérales de la poitrine.

C'est ce dernier siège qu'ils occupent dans presque toutes nos observations.

Leur nombre est très variable, souvent on n'en trouve qu'un ; il n'est pas rare d'en voir simultanément deux ou trois de volume différent sur le même malade : ainsi, la jeune fille qui fait le sujet de l'observation III en portait deux à son entrée dans le service. On peut voir plusieurs abcès se succéder par poussées successives, et ces récidives se font, tantôt sur des points différents, tantôt sur le même point, résultant probablement alors de la persistance d'une portion de la membrane d'enveloppe, ou d'un grattage insuffisant de l'os, si celui-ci était altéré.

La forme de la poche a surtout été bien décrite. M. Duplay les a divisés à ce point de vue en trois variétés : 1° *les sus-costaux*, dont la poche, primitivement située à l'extérieur du thorax, reste toujours unique ; 2° *les sous-costaux* dont le point d'origine est en dedans du plan des côtes et qui, d'abord formés d'une cavité unique, ne tardent pas, le plus souvent, à prendre une forme en bissac, quand ils ont perforé le plan des muscles intercostaux pour se porter à l'extérieur. Quand ils ont achevé cette évolution, ils forment la troisième variété qui est à la fois *sus* et *sous-costale*.

La poche sous-costale, quand elle existe, est comprise entre la plèvre pariétale d'un côté, et de l'autre côté le plan osseux et les intercostaux. Elle refoule le poumon quand elle est considérable, simule une pleurésie enkystée, et détermine un épaississement notable de la plèvre adjacente. Quand elle atteint ce volume et que plus tard, poussant un prolongement vers la peau, elle finit par s'ouvrir à l'extérieur, il s'écoule une quantité énorme de liquide purulent, et on peut croire à la production d'un empyème spontané. Le malade qui fait l'objet de notre observation IV offre un bel exemple de cette particularité.

Les abcès en bissac sont presque toujours consécutifs à un abcès sous-costal : cette variété a en effet une tendance naturelle à se porter vers l'extérieur, au lieu qu'on ne comprendrait pas qu'un abcès primitivement sus-costal suivît la marche en sens inverse.

L'abcès en bissac se compose donc :

1° *D'une poche interne :* nous venons de l'étudier.

2° *D'une poche externe :* elle est semblable à celle de l'abcès sus-costal, c'est-à-dire qu'elle est placée immédiatement en dehors du périoste costal et du plan des muscles intercostaux, et qu'elle est recouverte par la peau seule, ou de plus par quelques-uns des muscles thoraciques selon la région qu'elle occupe.

3° *D'un canal de communication* qui, le plus souvent, est étroit, oblique, anfractueux, et compris entre deux côtes voisines.

Les caractères propres de la poche qui enveloppe l'abcès périostique se voient très bien à l'ouverture et pendant l'opération, pourvu qu'on ait le soin d'éponger fréquemment. Elle ne diffère pas de celle des abcès froids des membres que M. Lannelongue a si bien décrite, et il dont a montré l'extrême importance au point de vue de la formation du pus, et du traitement de la maladie.

La face externe de cette poche est adhérente aux organes voisins par des prolongements fibreux qui s'enfoncent dans leur tissu : au niveau du périoste, elle se continue avec lui. Elle se sépare en général facilement de la peau qui glisse sur elle.

La face interne est bourgeonnante, tomenteuse, grisâtre ; rien de plus irrégulier, de plus déchiqueté que les végétations qui font saillie à sa surface. Une portion de cette face interne est formée par la surface de la côte qui, le plus souvent, est recouverte dans toute son étendue par le périoste simplement épaissi et fongueux. Il semble du moins impossible avec un moyen d'exploration un peu grossier, comme le stylet, de trouver dans la continuité du périoste la moindre solution qui permette d'arriver jusque sur la côte : tel est le malade de l'observation I. Quelquefois au contraire le périoste est nettement ulcéré, détruit, et le tissu osseux est à nu, atteint d'inflammation, rouge et friable. Cette lésion a été notée dans notre observation II sur le cartilage, et dans les observations III et IV sur les côtes elles-mêmes.

Quant aux organes voisins, ils sont plus ou moins influencés par le voisinage de cette collection purulente.

La côte peut rester pendant un très long temps absolument intacte : quand l'abcès abandonné à lui-même suit sa marche naturelle, et aboutit à la période de fongosités, il est bien rare qu'elle n'arrive pas à être gagnée par l'inflammation, après destruction partielle du périoste : on trouve aussi assez fréquemment des ostéophytes à la périphérie de l'abcès. Les organes thoraciques sont souvent indemnes dans les cas d'abcès sus-costal : si l'abcès est sous-costal, tantôt il y a à son niveau de simples adhérences légères entre les deux feuillets pleuraux, avec épaississement considérable du feuillet pariétal : on peut supposer alors que cette inflammation est secondaire à l'abcès ; — tantôt au contraire les lésions de la plèvre sont très étendues, très anciennes, il y a eu autrefois une pleurésie purulente, il y a maintenant une rétraction du côté, et il ne nous répugne pas d'admettre dans ce cas que l'abcès est une conséquence directe de cette pleurésie.

Du côté des poumons, on a noté autrefois de la pneumonie, des abcès, des lésions tuberculeuses à tous les degrés. L'abcès sous-costal peut envahir du côté du poumon, et aboutir à une bronche.

Caractères microscopiques. — Nous assistons en ce moment, depuis les belles recherches de M. Villemin sur l'inoculabilité de la tuberculose à une réhabilitation complète de l'unité de la phthisie, et c'est la chirurgie surtout qui semble avoir profité de cet important mouvement scientifique. Combien de lésions chroniques et considérées comme inflammatoires n'ont-elles pas été rendues à la tuberculose, leur cause première?

Friedlander, en 1871, découvre le nodule tuberculeux dans le Lupus.

Reclus et Malassez, en 1876, fixent la nature des tuberculoses génitales en revenant nettement aux idées de Cruveilhier.

Brissaud et Josias en 1879, dans la *Revue Mensuelle,* prouvent par le microscope la nature des abcès froids

sous-tégumentaires, et les dénomment *gommes tuberculeuses sous-cutanées.*

Volkmann, en 1879, montre que les tumeurs blanches sont des ostéo-arthrites tuberculeuses.

Lannelongue, en 1881, fait paraître son livre si
remarquable sur les abcès froids tuberculeux, étudie
avec Ranvier la constitution histologique de leurs
parois, montre qu'elles sont farcies de tubercules, et
douées de propriétés envahissantes et destructives.

Enfin Kiener et Poulet publient dans les *Archives
de physiologie* de 1883 le résultat de leurs recherches
depuis longtemps commencées sur la tuberculose
osseuse, et consacrent une étude particulière aux
abcès périostiques : c'est donc à leur mémoire que
nous ferons quelques emprunts pour montrer l'évolution histologique de cette affection :

« Le tubercule se présente dans le périoste sous
« forme de masses caséeuses variables en épaisseur
« et en étendue, ou bien sous forme de nodules
« isolés ne dépassant pas le volume d'un grain de
« chénevis. Les masses caséeuses débutent ordinai-
« rement dans la couche profonde du périoste, c'est-
« à-dire dans un territoire très vasculaire éminem-
« ment propre à la néoformation capillaire. La néo-
« plasie comprimée entre l'os et les lames fibreuses du
« périoste prend alors la forme d'une lentille bicon-
« vexe ou d'une lame aplatie sur ses bords. D'autres
« masses se développent aux dépens des lobules
« adipeux disséminés dans les différentes couches et

« affectent une forme sphérique. Dans les deux cas
« le premier stade est caractérisé par la formation
« d'un tissu inflammatoire, riche en cellules et tou-
« jours pourvu d'un abondant réseau vasculaire. Au
« deuxième stade, apparaissent dans ce tissu inflam-
« matoire des follicules, des cellules géantes isolées,
« des cordons fibreux plexiformes correspondant aux
« divers modes d'altération des vaisseaux sanguins. »

La périostite tuberculeuse se montre donc au début
sous forme de *nodule circonscrit* ou bien *d'infiltration caséeuse*. Elle présente cet aspect aussi bien
au microscope qu'à l'œil nu, où plus tard on la voit
sous forme de *gomme* ou sous celle de *nappes dif-
fuses* étalées sous l'os. Mais la variété la plus fréquente est celle de *gomme* : dès qu'elle a atteint un
certain volume, elle se présente sous la forme d'un
œuf coupé par la moitié et collé sur l'os, et dont les
bords se confondent avec le périoste voisin.

A la coupe, l'aspect est celui de toutes les gommes
tuberculeuses : *tissu lardacé, grisâtre, semé de
tubercules ou de masses caséeuses, issue d'un liquide séreux ou gélatineux.*

Plus tard, quand la poche de l'abcès périostique
est bien formée, et qu'on l'examine au microscope,
on y trouve la constitution histologique des abcès
froids décrite par MM. Vignal et Lannelongue. Si l'on
examine une coupe, on la voit formée de masses cel-
lulaires traversées par des capillaires et semées de
follicules tuberculeux d'autant plus altérés qu'on se

rapproche davantage de la cavité. Sur le bord de la coupe on observe de nombreux diverticulums qui lui donnent un aspect frangé. Ils sont formés par des nodules fondus et vidés : plus loin on en trouve qui sont frappés de mort eux aussi. A mesure qu'on va vers le dehors, on trouve des follicules plus jeunes, naissants, et qui sont dispersés souvent assez loin dans la trame des tissus ambiants. Les fins vaisseaux de cette paroi subissent souvent l'altération vitreuse et se rompent, en donnant naissance à de petites hémorragies pariétales, qui peuvent se faire jour jusque dans la cavité même de l'abcès.

Telle est l'évolution de la périostite externe : tel est son stade d'état. Quant à l'évolution ultérieure, la fonte puriforme est la règle : cependant les parois de l'abcès peuvent aboutir à la formation d'une substance granulo-graisseuse de consistance ferme, ressemblant à du fromage, à du mastic, ou même présentant la consistance de la craie.

SYMPTOMATOLOGIE.

Nous diviserons avec MM. Poulet et Bousquet les symptômes des abcès périostiques du thorax en *quatre périodes* :

1° *Période de formation* : douleur et gonflement;

2° *Période de suppuration* : Fonte purulente, fluctuation ;

3° *Période de fongosité* : Production de bour-

geons fongueux, ouverture de la peau, trajet fistuleux;

4° *Période de terminaison*, qui peut être ou bien
la *guérison* sans complication aucune, ou après une
période plus ou moins longue et dangereuse d'accidents, ou enfin la *mort*.

A côté des formes qui suivent leur évolution complète, et se conforment aux règles générales ainsi
tracées, il faut ajouter :

1° La forme abortive, qui guérit à la première période par exemple, fait rare;

2° La forme d'abcès sous-costal qui ne fait pas
saillie à l'extérieur, et dont les symptômes sont par
conséquent beaucoup plus difficiles à analyser.

Nous en dirons quelques mots.

1° *Abcès sus-costaux à évolution régulière.*

Première période. — La douleur est le premier
symptôme en date : elle est presque constante,
quelquefois sourde, elle est le plus souvent vive,
exaspérée par les mouvements, la toux, la pression
du corset, la palpation d'un point déterminé : elle
est absolument fixe en ce point; elle peut persister
pendant des mois entiers sans aucun autre phéno-
mène, et donne lieu à des erreurs de diagnostic.

Le gonflement apparaît de *deux* à *six* mois après
la douleur : il se montre précisément au point douloureux, sous forme d'un empâtement dur qui fait
corps avec l'os, et qui est assez facile à sentir au ni-

veau des points de la paroi thoracique protégés par la peau seule.

Dans son développement, cette tuméfaction gagne dans le sens de la longueur de la côte et prend une forme allongée, fusiforme.

Elle est très adhérente à l'os, et tout à fait indépendante des parties molles qui glissent facilement sur elle. — La sensation qu'elle donne à la palpation est différente au centre, où elle est un peu molle, et à la périphérie où elle est nettement dure, et due à un bourrelet d'infiltration périostée.

Deuxième période. — La fonte purulente se fait lentement, sourdement. Elle ne s'accompagne pas de douleur vive ; il n'y a pas d'élévation de température générale; mais il y aurait, d'après M. Lannelongue, une différence entre la température locale de ce point et celle du point symétrique du côté opposé, une différence de 2 à 5 dixièmes de degré. — A mesure que la suppuration s'établit on voit le sommet de la tumeur s'arrondir et devenir plus mou, fluctuant, le bourrelet périphérique conservant toujours, du reste, toute sa dureté. — La transformation en abcès froid se continue ainsi et met plus ou moins longtemps à devenir complète : dans cet intervalle, il grossit peu à peu, et ce n'est souvent qu'à cette période que le malade s'en aperçoit par la gêne qu'il développe.

L'abcès en effet évolue vers l'extérieur. — En certains points de la surface thoracique il en est séparé par des aponévroses qui lui opposent une barrière toute temporaire, mais suffisante, par l'inflammation qu'elle provoque, pour donner un peu de fièvre, de la douleur, de l'empâtement de voisinage.

Il est rare d'observer à cette période une réaction bien intense dans l'état général : le mouvement fébrile qui se montre quelquefois doit être plus souvent sous la dépendance d'une manifestation tuberculeuse pulmonaire : il peut y avoir amaigrissement, perte des forces, état de langueur, d'anémie, tous les caractères enfin de ce que M. Gaujot appelait « *Lymphatisme purulent-caséeux* ».

Le plus souvent c'est à cette période que le chirurgien intervient : il s'écoule alors à l'ouverture une quantité variable de pus dont nous avons déjà indiqué les caractères extérieurs.

Quand on explore la poche avec attention au niveau des points où elle repose sur l'os, on ne trouve aucun point où l'os soit à nu directement : partout il est recouvert d'une couche bourgeonnante continue dépendant du périoste.

Le liquide qui s'écoule de la poche les jours qui suivent l'incision ne ressemble pas au pus que l'on a retiré le jour de l'opération : c'est une sorte de secrétion périostique rosée, gluante, filante, ressemblant à une solution albumineuse : c'est sur ce caractère spécial que s'était reposé Ollier pour dénommer ces abcès : *périostite albumineuse.*

Troisième période. — Si l'abcès est livré à lui-même, il finit par s'ouvrir spontanément, après avoir aminci, rougi et ulcéré la peau, et il reste un trajet fistuleux, bordé par une peau déchiquetée, amincie, flottante. — L'écoulement du pus se fait continuellement, avec une intensité très variable du reste : il est séreux, mal lié, contenant des fragments de fongosités, des stries de sang quelquefois. Cette période peut durer des mois et des années même : l'inflammation se propage peu à peu du périoste à l'os, et il se fait une *ostéite ;* alors en introduisant un stylet par l'orifice fistuleux on arrive assez souvent à trouver un point où l'os est dénudé et rugueux, friable : c'est en général une *ostéite superficielle,* et en tout cas elle est *secondaire.*

Si l'on opère à cette période on trouve une cavité anfractueuse, remplie de fongosités : la membrane qui la tapisse est semée de granulations molles, et déchiquetée par places. Si on explore avec le doigt et le stylet la surface osseuse, on trouve assez souvent une solution de continuité de la membrane périostale, arrondie, large comme une pièce de 50 centimes ou de 1 franc.; à ce niveau, l'os est atteint d'ostéite superficielle.

Il y a en général des symptômes généraux, surtout si l'abcès a une vaste surface et si la sécrétion purulente est abondante ; le malade est anémié, pâle et faible ; il a perdu l'appétit, il a le soir une fièvre irrégulière ; il est sous le coup d'autres manifestations périostiques, et souvent, en effet, d'autres abcès se forment, soit dans le voisinage du premier, soit dans un autre point du corps, ou bien il fait de l'adénite chronique des ganglions cervicaux ; ou bien, enfin il fait de la tuberculose pulmonaire s'il n'en est déjà atteint.

Quatrième période. — Arrivé à cette période, l'abcès périostique peut, dans quelques cas, guérir spontanément. Ce fait est rare, et la guérison se fait par un processus extrêmement lent. Le pus, de séreux devient phlegmoneux ; les fistules s'affaissent, l'orifice bourgeonne, l'état général s'améliore ; l'abcès se ferme. Mais, en général, il y a des récidives et ce n'est qu'après deux ou trois de ces récidives que la cicatrisation est définitive. — Ce résultat ne s'obtient jamais spontanément quand il y a une lésion costale d'ostéite.

Mais, presque toujours, quand il n'y a pas eu intervention chirurgicale, l'abcès périostique et sa fistule restent en permanence, sans aucune tendance à la cicatrisation. Le malade s'affaiblit peu à peu et aboutit à la tuberculisation. Ce fait a été bien établi par les statistiques de M. Gaujot, et cette tuberculose se montre sous deux formes, ou bien la *phthisie commune* chronique, ou la *tuberculisation aiguë.*

2° *Symptômes de l'abcès sous-costal.*

Si l'abcès est primitivement sous-costal, ses symptômes sont un peu différents. Deux cas peuvent se présenter :

Ou bien il ne se porte jamais à l'extérieur, en traversant le plan des intercostaux : il en est ainsi quand il est arrêté dans son développement et se résorbe, et d'autre part quand, se développant du côté du poumon, il arrive à l'ulcérer, et à s'ouvrir dans une bronche, en simulant une vomique : ce cas est très rare et d'un diagnostic très difficile.

Dans une seconde variété, il se porte à l'extérieur au bout d'un temps plus ou moins long. — Il présente alors deux périodes : une première pendant laquelle son diagnostic est très difficile, et où il reste souvent méconnu ; une seconde pendant laquelle ses symptômes ressemblent beaucoup à ceux des abcès sus-costaux : dans certains cas il s'accompagne de *réductibilité*, ce qui permet facilement le diagnostic de la variété, et d'autre part, une fois ouvert, ou avec le stylet, on peut constater la présence d'un diverticule remontant sous les côtes.

MARCHE.

Toutes les variétés d'abcès périostiques des côtes évoluent avec une extrême lenteur : l'infiltration tuberculeuse du périoste met de longs mois à se former avant d'être sensible à la palpation ; il n'y a pas encore de gonflement, il n'y a que de la douleur.

Une fois formée, la tuméfaction ne grossit que lentement : ce n'est qu'au bout de trois ou quatre mois qu'elle arrive à acquérir tout son volume.

Arrivée là, c'est plus sourdement encore qu'elle accomplit ses différents modes d'évolution ; la période de fongosités s'éternise ; de temps en temps la guérison semble survenir ; les fistules se ferment, la poche s'affaisse ; mais, sous l'influence du moindre traumatisme, la poche, de nouveau irritée, reprend sa sécrétion.

Nous ne parlons bien entendu que des abcès livrés à eux-mêmes, car la chirurgie possède aujourd'hui des moyens sûrs de faire cesser cette suppuration interminable, dans le plus grand nombre des cas au moins.

TERMINAISON.

La terminaison de la périostite tuberculeuse costale peut se faire avant qu'elle ait accompli toutes les phases de son évolution : ce cas, qui est le plus heureux, est aussi, nous nous empressons de le dire, le plus rare. Ainsi, quand l'abcès n'est encore qu'à la période de début ou même quand la fonte du tubercule a déjà commencé, il peut se faire, comme dans toutes les néoformations tuberculeuses, une transformation crétacée des tubercules qui les arrête dans leur développement.

Le plus souvent, l'abcès s'ouvre en passant par la troisième période : on a observé des cas dans lesquels la cicatrisation se faisait après l'expulsion du pus ; mais il ne faut pas compter sur cette guérison naturelle : le plus souvent survient alors la période de fongosités qui peut être interminable.

Aussi est-il bien préférable que le chirurgien donne issue au pus et fasse le traitement complet de cette poche pyogénique.

DIAGNOSTIC.

Le diagnostic de l'abcès sus-costal doit être fait avec des affections différentes selon la période à laquelle il est arrivé.

Pendant la longue période où il n'existe que de la douleur, il est difficile de ne pas croire à l'existence d'une névralgie, d'une pleurodynie : une seule particularité pourrait mettre sur la voie du diagnostic, c'est la ténacité de cette douleur, sa fixité ; mais s'il. y a eu antérieurement soit une fracture de côte, soit une pleurésie, on mettra les phénomènes douloureux sur le compte de ces affections.

Dès qu'il apparaît un gonflement, le diagnostic deviendra hésitant entre l'abcès périostique et différentes tumeurs bénignes ou malignes du périoste et des os, fibrômes, exostoses syphilitiques. — On devra aussi penser à la possibilité d'un lipôme sous-cutané, d'une gomme syphilitique, d'une gomme tuberculeuse sous-cutanée. — Notons qu'à cette période la ponction exploratrice n'est d'aucun secours pour le diagnostic : pas une goutte de liquide ne s'écoule par le trocart. — Quand on observe le malade à une période plus avancée, quand l'abcès est complètement formé, on peut très-facilement le prendre pour un lipôme, si l'on oublie que celui-ci en diffère essentiellement par deux points : il a une surface bosselée, et il est mobile avec la peau sur les parties profondes. — On peut faire aussi la confusion avec une bourse séreuse kystique. — Les abcès phlegmoneux ordinaires se reconnaîtront à leur marche rapide et aux phénomènes inflammatoires qu'ils provoquent autour d'eux. — Les abcès froids sous-cutanés qui peuvent se montrer sur les parois de la poitrine comme partout ailleurs n'auront pas été précédés comme l'abcès périostique d'un gonflement dur, adhérent à la côte, et ils seront facilement mobiles en tous sens sur les parties profondes. — Les abcès par congestion venant de la colonne vertébrale, par exemple, pourront être diagnostiqués, si l'on examine attentivement la colonne. — Enfin une suppuration provenant d'un empyème spontané se reconnaîtrait par ce fait que la production de cette tumeur réductible et augmentant par les secousses de la toux a été précédée des signes de la pleurésie purulente.

Comment reconnaîtra-t-on l'abcès sous-costal ?

Difficilement, dans le plus grand nombre des cas, et l'hésitation du diagnostic durera jusqu'à ce qu'il ait fait issue au dehors, en perforant le plan des muscles intercostaux, et en devenant sus-costal. — S'il reste exactement cantonné dans l'intérieur de la cage thoracique et qu'il atteigne des proportions considérables, il refoule le poumon et donne lieu aux signes fonctionnels et physiques de la pleurésie purulente enkystée.

Il peut arriver du reste que, comme cette dernière, il finisse par s'ouvrir dans une bronche, et toutes les conditions seront alors réunies pour rendre excusable une erreur de diagnostic.

Quant à la distinction de l'abcès sus-costal avec un abcès sous-costal envoyant un prolongement à l'extérieur il est fondé sur ce fait que ce dernier augmente de volume par la toux, et qu'il est réductible au moins en partie.

TRAITEMENT.

I. — Le traitement général n'a jamais des résultats bien marqués sur la guérison des abcès périostiques.

Les reconstituants sont indiqués : quinquina, iodure de fer, huile de foie de morue, stations thermales, bains de mer. En modifiant avantageusement le terrain, on a des chances d'entraver l'éclosion de la graine tuberculeuse. — Le meilleur traitement général consisterait à enlever le malade du milieu dans lequel il a contracté l'infection tuberculeuse, et cette mesure aurait de grands avantages surtout dans le milieu militaire.

II. — Quant au traitement local, il varie aux diverses périodes :

1° A la période d'induration on pourra utiliser soit la compression, pratiquée avec du collodion ou un bandage de corps. On peut exercer sur la tumeur une action résolutive, bien insignifiante il est vrai, avec des bandelettes de Vigo ou une action révulsive avec la teinture d'iode, les vésicatoires, les pointes de feu ; on peut essayer enfin des incisions précoces et larges de la tumeur périostique pour la faire avorter.

Quand l'abcès est formé, et bien collecté, et qu'il n'a plus aucune chance de disparition spontanée, faut-il opérer, ou s'en tenir à l'expectation, en insistant sur le traitement général ?

Un certain nombre de chirurgiens agissent encore de cette dernière façon, se fondant sur les deux raisons suivantes :

A. — Les périostites externes peuvent guérir spontanément après avoir parcouru tous les stades de l'affection tuberculeuse.

Cette chance de guérison est assez rare : le voisinage de la côte fait que, dans le plus grand nombre des cas, si on abandonne le processus à lui-même, il se fait une ostéite superficielle qui empêche dès lors la guérison spontanée : aussi croyons-nous qu'il y a tout avantage pour le malade à aider la nature par une opération chirurgicale.

B. — Mais, dit-on aussi, une intervention sanglante

est dangereuse pour le malade car elle ouvre la porte à une généralisation tuberculeuse.

Cette idée a été développée par M. Verneuil sous le nom d'auto-inoculation chirurgicale et il se fondait sur des cas où des traumatismes accidentels ou chirurgicaux avaient hâté le développement des accidents généraux.

Mais, à côté de ces cas malheureux, on a des statistiques très-satisfaisantes d'opérations radicales, pratiquées chez les tuberculeux sans la moindre manifestation à distance ; au contraire, on enraye ainsi les accidents généraux qui ont leur source dans l'absorption de principes septiques au niveau des foyers tuberculeux. L'opération ne sera contre-indiquée que si des lésions pulmonaires très-étendues compromettent à brève échéance la vie du malade.

A quelle opération devra-t-on donner la préférence ? La destruction de la poche tuberculeuse par les caustiques nous semble périlleuse dans le voisinage si immédiat de la poitrine : cette méthode pourrait donner lieu à des phlegmons considérables et très-graves.

Le procédé général de traitement des abcès froids, si bien indiqué par M. Lannelongue, nous semble à tous les points de vue devoir mériter la préférence :

Il consiste dans le *grattage, râclage, curage* de l'abcès.

La poche est incisée largement, ainsi que tous les décollements, de façon à mettre complétement à nu l'étendue du foyer de l'abcès : alors avec la curette tranchante de Lannelongue, on gratte toutes les fongosités de la paroi jusqu'à ce que l'on pense être arrivé jusqu'aux tissus sains.

Au niveau de l'os, on met à nu l'érosion tuberculeuse, quand elle existe, et on râcle avec la curette jusqu'à ce qu'apparaisse le tissu osseux normal.

Dans le cas où il existe un foyer sous-costal, on est autorisé, nous le pensons, à imiter M. Hermann-Lossen et à pratiquer la résection d'une portion de côte, non seulement lorsque celle-ci est le siège d'une lésion avancée, mais aussi dans le cas où elle est indemne de toute altération d'ostéite. M. Berger, dans une observation relatée dans la thèse de M. Citerne, s'est trouvé très bien de cette opération un peu exceptionnelle.

Dans certains cas il survient des récidives au même point : elles sont dues le plus souvent à ce qu'il est resté une portion de côte non grattée, ou un fragment de la poche.

Assez souvent aussi il persiste pendant quelque temps une fistule; on peut essayer de la guérir soit avec des injections caustiques, soit en faisant pénétrer dans le trajet fistuleux des crayons d'iodoforme de grosseur variable, obtenus en unissant la poudre d'iodoforme à la gomme adragante : on obtient ainsi des sortes de bougies flexibles qui pénètrent dans les diverticulums et qui fondent en laissant l'iodoforme en contact avec tous les points du trajet.

L'immense progrès réalisé par le mode de traitement que nous venons de décrire, l'a été grâce à la
méthode antiseptique de Lister, et à la connaissance
de la pathogénie véritable des abcès froids. Cette méthode thérapeutique a été inaugurée en France par
M. Lannelongue qui a bien montré combien elle
était rendue nécessaire par le caractère virulent de la
paroi de l'abcès froid.

OBSERVATIONS.

OBSERVATION I.

Communiquée par M. Panné, interne des hôpitaux.

La nommée D..., Appoline, âgée de 28 ans, concierge, entre le 15 mai 1884, salle Sainte-Geneviève, lit n° 20. — Service de clinique chirurgicale de la Charité.

Les antécédents héréditaires me semblent peu suspects. Dans son enfance, elle a eu une santé très délicate. — Diarrhée fréquente, bronchites faciles, maux d'yeux, croûtes dans les cheveux, glandes sous le cou. — Dans sa jeunesse elle a été très anémique : cependant jusqu'à l'âge de 27 ans, à part quelques bronchites, elle s'est assez bien portée. — Il y a cinq mois elle a accouché, et a conservé des douleurs vives dans le ventre pendant quelques semaines.

La profession qu'elle exerce est assez pénible : elle est fatiguée, mal nourrie, et dans de mauvaises conditions hygiéniques.

Il y a trois mois et demi, elle a été prise, sans cause connue d'elle, de points de côté à gauche très intenses dès le premier jour, et qui ont été en diminuant pendant une semaine ; elle avait de fréquentes quintes de toux, et une grande difficulté à respirer : en même temps fièvre vive, anorexie, abattement : elle se mit au lit. — Un médecin appelé fit le diagnostic de pleurésie gauche, et ordonna des vésicatoires. La phase aiguë de la maladie dura deux ou trois semaines ; au bout de ce temps elle se rétablit, l'oppression diminua ainsi que la toux, mais elle fut très faible pendant deux mois encore environ.

Le point de côté avait disparu momentanément, puis s'était transformé en douleur fixe, localisée à un point de la paroi gauche antérieur et latéral, au-dessous de la mamelle, et qui détermina le médecin à ordonner de nouveau un vésicatoire. — L'état général s'était amélioré.

Il y a deux mois, elle s'aperçoit, en tâtant le point douloureux, de la présence d'une grosseur du volume d'une lentille qui s'accrut peu à peu, lui inspira des inquiétudes et la décida à entrer à l'hôpital.

La malade à son entrée est pâle et faible ; ses lèvres et ses paupières sont décolorées, elle se plaint de son manque de forces, de sa perte d'appétit ; sa constitution qui n'a jamais été robuste paraît très fatiguée : l'examen du point douloureux montre, en bas et en dehors de la mamelle gauche, une grosseur arrondie, bien limitée, isolable très facilement de la glande mammaire, et présentant les dimensions d'une grosse noix. Elle fait saillie seulement quand on tend la mamelle ; la peau à sa surface est normale et se plisse facilement sur elle ; la palpation est très douloureuse.

Il y a une légère mobilité dans le sens transversal et on sent en dedans une saillie résistante qui semble être le pédicule. — On arrive à percevoir de la fluctuation ; la paroi costale voisine n'est pas douloureuse. — Un ganglion douloureux dans l'aisselle gauche.

Le thorax du côté gauche est examiné avec soin et mesuré : il est rétracté manifestement à la partie inférieure ; il se dilate moins dans l'inspiration ; il transmet moins bien les vibrations vocales ; au même point matité qui se prolonge jusqu'au milieu de la hauteur du thorax ; le murmure respiratoire est remplacé par des frottements. — La matité et les frottements diminuent à mesure qu'on remonte vers le sommet gauche, et celui-ci pas plus que le sommet droit ne présente de signes certains de tuberculose, mais ils sont suspects.

L'examen du reste du corps ne présente rien d'intéressant ;

M. Terrillon porte le diagnostic d'abcès périostique et prescrit un régime tonique.

19 *mai*. — Ponctions aspiratrices dans l'abcès : extraction de 50 grammes de pus environ, pus jaunâtre, bien lié, sans odeur. Aussitôt après la peau se déprime dans la cavité devenue libre, et forme un creux verticalement dirigé de 3 à 4 centimètres de hauteur. — Le diagnostic était donc confirmé et l'opération fut résolue.

25 *mai*. — Opération : La malade est endormie; une incision de 8 ou 9 centimètres découvre la poche qui est incisée; elle est peu épaisse; le pus est jaune, bien lié; la face interne est irrégulière, bourgeonnante, simulant par son aspect une fausse membrane; la partie profonde qui repose directement sur l'os est examinée avec grande attention ; celui-ci n'est pas dénudé; il n'y a pas non plus de diverticule remontant à la face interne de la côte. Après grattage de la poche et enlèvement complet de la fausse membrane, injection de solution phéniquée forte, drains; deux points de sutures, et pansement méthodique de Lister.

Les fragments de la poche sont examinés par M. Dubar, aide de clinique du service, et on découvre la présence de follicules tuberculeux et de bacilles.

Les pansements consécutifs sont faits avec soin. La malade, après quelques jours de réaction fébrile qui reste légère, est soumise à un régime fortifiant et se remet de jour en jour.

La cicatrisation complète de la plaie exigea quelques semaines, un trajet fistuleux s'étant formé et n'ayant cédé qu'à l'introduction journalière d'un crayon d'iodoforme. La malade sortit guérie un mois après l'opération.

OBSERVATION II.

Communiquée par M. Besson, externe des hôpitaux.

La nommée B..., Lucie, âgée de 27 ans, logeuse, entre le

15 mai 1884 à la Charité, salle Sainte-Catherine, lit n° 22, dans le service de M. le professeur Gosselin, suppléé par M. Terrillon.

Sa mère est morte à 43 ans, d'une maladie de poitrine de longue durée; père bien portant; un frère de 20 ans bien portant.

Dans son enfance, croûtes dans les cheveux, écoulements d'oreille, maux d'yeux; — à 12 ans, adénite sous-occipitale suppurée laissant une cicatrice à droite; à 20 ans, une fausse couche; — jamais de chancre; — habitudes alcooliques; — sa santé a toujours donné des inquiétudes; elle s'enrhumait et toussait continuellement.

Il y a 4 ans, à la suite d'un refroidissement, point de côté à gauche, toux, fièvre; elle fut soignée pour une pleurésie, eut de nombreux vésicatoires, et resta 3 mois malade. — Elle guérit assez complétement pour ne pas se ressentir de sa maladie, ne conservant que des points de côté intermittents, et une toux fréquente.

Depuis six mois les douleurs de côté ont repris avec une grande intensité, d'abord nocturnes, puis permanentes, localisées enfin en un point situé au-dessous du sein gauche; là depuis longtemps la malade a senti une grosseur très douloureuse, l'empêchant de porter son corset; elle augmente peu à peu de volume tout en s'aplatissant; les douleurs qu'elle éprouve, l'inquiétude que lui donne cette grosseur la font entrer à l'hôpital.

Cette malade est d'un tempérament lymphatique, à chairs molles, anémique, elle a un certain embonpoint.

Au point qu'elle indique, à gauche, sous la mamelle, séparée de celle-ci par 2 ou 3 centimètres, et se prolongeant du côté du sternum on voit une surface rouge, arrondie, peu saillante, étendue transversalement; à la palpation, les dimensions peuvent être évaluées à 6 ou 7 centimètres dans ce sens, et à 3 ou 4 verticalement; sa consistance est dure; elle est difficile à limiter à la périphérie, et se prolonge à un empâtement des tissus. — Fluctuation très nette au centre. — La douleur est très vive, mais ne se prolonge pas à la périphérie. — Pas de ganglion appréciable dans l'aisselle. — Le thorax de ce côté est légèrement rétracté. — Il y a diminution de l'expansion thoracique à l'inspiration. — Les vibrations thoraciques sont conservées; matité dans toute la partie inférieure. — Frottements rudes à l'inspiration. — Dans tout le reste des poumons, on trouve de gros râles de bronchite qui s'entendent à distance. — Aux sommets des poumons on entend des râles sibilants et des craquements; la percussion révèle de la matité. — Les crachats sont abondants, purulents, analogues à ceux de la bronchite chronique.

L'examen des autres organes ne fait découvrir rien d'important; la malade a depuis quelques années une conjonctivite chronique à sécrétion abondante.

M. Terrillon fait le diagnostic d'abcès périostique des côtes.

20 *mai*. — Avant l'opération, et comme confirmation du diagnostic porté, M. Terrillon fait une ponction aspiratrice dans la poche: 60 grammes à peu près de liquide purulent sont retirés. — La grosseur immédiatement après a disparu: à sa place, le doigt promené peut constater la présence d'une dépression reposant sur un plan résistant et bordée à sa périphérie par un léger relief induré. Le liquide retiré par la ponction est examiné au laboratoire de la clinique, et on y constate la présence de bacilles.

28 *mai*. — L'opération a lieu : une large incision de 10 centimètres s'étend d'une extrémité à l'autre du diamètre transversal de la tumeur; la peau est épaissie, gonflée par un exsudat plastique.

La poche qui lui est fortement adhérente par sa surface externe est incisée; le pus qui s'est reformé sort en jet; la

surface interne de la poche est bourgeonnante, irrégulière,
elle repose sur la côte qui, explorée attentivement, ne montre
pas de point découvert ; le périoste la recouvre partout, et
est lui-même bourgeonnant, vasculaire, infiltré. — Un petit
prolongement en doigt de gant contamine le bord inférieur
de la côte, et se prolonge sous elle, mais dans une très petite
étendue. — Avec la curette tranchante M. Terrillon gratte et
nettoie toute la face interne de la poche : les fragments qui
en proviennent sont mis de côté pour être examinés au
microscope (et disons tout de suite que cet examen a révélé
la présence de follicules tuberculeux et de bacilles). Au niveau
de la côte le périoste est gratté : la portion du périoste malade disparait sans que l'os soit mis à nu : Mais il n'en est
plus de même un peu en dedans et en haut, au niveau d'un
cartilage costal. Le grattage, en ce point, découvre immédiatement une surface granuleuse qui est la couche superficielle
du cartilage dénudée et enflammée.

Toute la poche grattée et nettoyée convenablement est
arrosée d'une solution forte d'acide phénique.

Quelques vaisseaux sont liés, un drain placé à la partie la
plus profonde de la poche, et la plaie suturée et recouverte
d'un pansement méthodique de Lister.

Les jours suivants on renouvelle les pansements fréquemment et bientôt on peut retirer le drain : on se borne à faire
des injections d'acide phénique dans le trajet qui est complétement fermé trois semaines après.

Deux mois après, la malade rentre dans le service. Au
niveau de l'extrémité interne de sa cicatrice, dans un point
qui correspond à l'érosion trouvée sur le cartilage, on observe
une petite grosseur fluctuante.

C'est une récidive : M. Bouilly, qui dirige le service à ce
moment, la traite par l'incision, le grattage complet, et bourre
la cavité bien détergée de gaze iodoformée, d'après sa pra-

tique uniforme dans ces cas d'abcès froids. — Au bout de 15 jours la malade, qui est presque complétement guérie et ne conserve plus qu'une petite ouverture à la peau, est renvoyée de l'hôpital.

OBSERVATION III.

Communiquée par M. Panné, interne des hôpitaux.

La nommée B..., Estelle, âgée de 17 ans, demoiselle de magasin, entre le 4 mars 1864, salle Sainte-Catherine, lit n° 10, dans le service de clinique du professeur Gosselin, suppléé par M. Terrillon.

Sa mère est atteinte de bronchite chronique : son père bien portant : deux de ses frères sont morts en bas âge de méningite, un autre frère de 9 ans a une santé très mauvaise.

Dans son enfance elle a eu des glandes au cou, des gourmes, des maux d'yeux : à 5 ans, rougeole qui n'a pas eu de complications. — Depuis, sa santé a été fréquemment troublée par des bronchites, des palpitations, de l'anémie, des points de côté, mais elle n'a jamais eu de pleurósie.

Elle est demoiselle de magasin, reste toute la journée debout, vit dans une boutique où l'air et la lumière n'ont pas droit d'entrée, enfin est mal nourrie.

Depuis un an et demi elle a été plus particulièrement souffrante ; elle est mal réglée, a tantôt [des retards, tantôt des pertes abondantes et prolongées, et dans l'intervalle des flueurs blanches. — Enfin elle ressent d'une façon intermittente des douleurs dans le bas ventre et dans le côté gauche.

Depuis trois mois ce point de côté a augmenté et s'est installé en permanence, en se localisant à la partie latérale et moyenne du côté gauche.

Bientôt en ce point apparaissait un gonflement très douloureux, qui acquit à la longue les dimensions qu'il possède aujourd'hui ; un peu plus tard, il y a quatre semaines, une autre grosseur débutait en bas et en avant de la première.

Une toux plus tenace que d'habitude avait commencé depuis le début de la première grosseur : la malade avait graduellement perdu l'appétit, maigri et pâli encore plus. — Aussi un médecin qu'elle consulta en ville lui conseilla-t-il d'entrer de suite à l'hôpital.

A son entrée, elle présente l'aspect général de la tuberculose : mince et blonde, elle est d'une grande pâleur ; son visage est amaigri, ses lèvres et ses paupières décolorées. — Sa poitrine laisse voir les côtes en relief ; les dépressions sus et sous-claviculaires sont très prononcées.

Sur le côté gauche du thorax, à la partie moyenne, le long de la ligne axillaire, et en arrière du sein de 5 ou 6 centimètres on trouve une grosseur volumineuse, allongée obliquement selon le trajet des côtes. — La peau qui la recouvre est normale ; la sensation de fluctuation qu'on y trouve est fort nette ; elle est peu douloureuse à la pression, non réductible, même partiellement, et non influencée par les secousses de toux.

Au-dessous, et un peu en avant, une seconde grosseur atteint le volume d'une noix dont elle a la forme : elle est fluctuante, non réductible, recouverte par une peau rouge, et très douloureuse à la pression.

L'examen des poumons démontre nettement qu'ils sont atteints par la tuberculose : aux sommets matité très nette, à gauche surtout, augmentation des vibrations ; à l'auscultation en avant, râles sous-crépitants moyens et souffle tubaire à droite ; à gauche, craquements humides et léger souffle. — Les signes sont de même nature en arrière, mais moins accentués : quelques râles sibilants et sous-crépitants dans le reste du poumon. — Il n'y a pas de signes de pleurésie ni à droite, ni à gauche.

La jeune fille ne présente sur le reste du corps aucune autre lésion appréciable ; le diagnostic d'abcès froid périostique est porté.

9 *mars*. — Une double ponction aspiratrice est faite : de la grande poche on retire une centaine de grammes de pus, jaunâtre, mais mal lié ; de la petite, 30 grammes à peine ; c'est donc bien deux abcès froids, et de plus, l'examen microscopique, en y révélant la présence de bacilles, démontre leur origine tuberculeuse. — L'opération est remise à quelque temps de là, vu l'état de faiblesse de la malade, et on la soumet à un régime fortifiant (vin de quinquina, huile de foie de morue, viandes saignantes).

19 *mars*. — L'opération, comme toujours, consiste dans l'ouverture de la poche, avec grattage consciencieux de la paroi : au niveau de l'abcès supérieur, on trouve la côte dénudée, enflammée, à surface irrégulière ; mais cette lésion parait être assez superficielle, et le rugination n'a besoin d'enlever que 2 ou 3 millimètres de substance osseuse pour faire apparaitre une surface de bon aspect. — Le bord inférieur et supérieur de cette côte sont mis à nu aussi, mais la poche ne les contourne pas pour devenir sous-costale. ces prolongements légers sont grattés et ruginés avec soin. — Au niveau de l'abcès inférieur, la côte est saine et recouverte d'un périoste qui semble respecté dans sa partie profonde. — Les deux cavités sont débarrassées le plus complètement possible de la membrane d'enveloppe qui est mise de côté pour être examinée au microscope. — Le pansement de la plaie consiste en ligature de quelques petites artérioles, cautérisation avec une solution phéniquée au dixième, drains, suture de la peau et pansement méthodique de Lister.

Les fragments de membrane examinés au laboratoire du service de la clinique sont de nature tuberculeuse : on y trouve des follicules tuberculeux.

4

Les pansements ultérieurs sont faits avec grand soin : la sécrétion purulente par le drain continue à être abondante, malgré les fréquentes injections détersives phéniquées.

La fièvre traumatique n'est pas très intense : mais elle se continue après 6 à 8 jours par des accès de fièvre survenant chaque soir, et élevant la température du corps à 38° 5 : le matin, la température est normale.

La malade maigrit encore et ne recouvre pas l'appétit. Elle est soumise au régime de la poudre de viande (100 grammes par jour, dans le rhum). — En même temps des crayons d'iodoforme sont introduits journellement dans les fistules qui sont restées après l'enlèvement des drains. — Sous leur influence la sécrétion diminue de plus en plus, et le crayon d'iodoforme, qui dans les premiers jours s'enfonçait de 7 à 8 centimètres dans la fistule supérieure, a besoin d'être réduit de plus en plus.

Cependant, ce n'est pas avant la fin du mois d'avril, c'est-à-dire un mois et demi après l'opération, que la cicatrice est complètement formée et la sécrétion tarie.

mai. — La malade s'est peu à peu rétablie : elle sort tous les jours dans le jardin, elle tousse moins, elle a repris quelques couleurs et engraisse : enfin les signes d'auscultation du poumon sont devenus beaucoup plus favorables, et le dernier examen qu'on a fait à la fin du mois de mai montre que le souffle caverneux du sommet droit a disparu ; que les râles sont rares et moins gros, et que quelques craquements seuls subsistent.

A ce moment on est obligé d'inciser un nouveau petit abcès formé à la partie supérieur de la grande cicatrice, et qui guérit très rapidement.

Dans les premiers jours de juin la malade sort, considérablement améliorée dans son état général, et guérie au moins temporairement de ses abcès froids.

OBSERVATION IV.

Communiquée par M. Besson, externe des hôpitaux.

Le nommé N..., Pierre, âgé de 32 ans, entre le 6 février 1884, salle Sainte-Vierge, lit n° 6, dans le service de M. le professeur Gosselin, suppléé par M. Terrillon.

Parents bien portants, non tuberculeux. — Dans sa jeunesse, santé faible. — Maux d'yeux. — Convulsions à l'âge de 4 ans, à la suite desquelles, dit-il, il a conservé un strabisme interne convergent de l'œil gauche.

Dans son pays il a travaillé dans une fabrique de sucre : son métier était très pénible ; de plus il était mal nourri et abusait de l'alcool.

Il y a cinq ans, il eut un abcès au niveau de la partie inférieure et latérale de la poitrine, à gauche ; il se développa lentement, et devint gros comme le poing ; il ne s'accompagnait d'aucune réaction inflammatoire ; il le fit ouvrir : une masse de pus s'écoula, et continua à couler pendant très longtemps par un trajet fistuleux puisque ce n'est que trois ans après que tout écoulement se tarit.

Il y a trois ans, il eut au bras gauche un abcès développé de la même façon, que l'on ouvrit, et qui finit par guérir lui aussi, en laissant une cicatrice irrégulière.

Il y a deux ans il quitta son pays, vint à Paris, où il gagna péniblement sa vie comme homme de peine, mal nourri, surmené, sa santé s'affaiblit encore ; il commença à tousser, ses forces diminuèrent, et il commença à maigrir beaucoup.

La série d'abcès froids continuait ; il en eut un volumineux à la cuisse droite, un autre sur la partie moyenne du sternum, et un autre enfin, sur le côté gauche du thorax, plus important pour lequel il entre à l'hôpital.

Il commença à se montrer il y a trois mois, devint bientôt gros comme le poing et s'ouvrit enfin en laissant écouler une masse de pus, et en laissant une large fistule. Celle-ci siège sur le côté gauche du thorax, sur le trajet de la ligne axillaire, au niveau de la neuvième côte. Elle est entourée d'une peau rouge et amincie.

On y introduit une sonde et on constate que sur une étendue de 3 à 4 centimètres dans tous les sens la peau est décollée. — L'instrument ne rencontre pas de point de dénudation osseuse, mais on peut l'engager dans un orifice qui paraît s'enfoncer dans le thorax, le faire pénétrer profondément, et lui faire décrire des mouvements dans tous les sens comme s'il était dans une vaste poche. — Elle paraît avoir 15 ou 16 centimètres de hauteur, — à chaque mouvement de toux, il sort par la fistule du pus mêlé à de l'air.

L'apparence en somme est la même que s'il y avait une pleurésie purulente ouverte à l'extérieur.

Le côté gauche de la poitrine n'est pas rétracté, les côtes ont le même mouvement d'expansion qu'à droite ; la mensuration donne même mesure à droite et à gauche. Dans toute la moitié inférieure du thorax, à gauche, les vibrations thoraciques sont supprimées; la matité de même est complète en arrière, et il y a une sonorité tympanique au niveau de la fistule. — Enfin, dans la même zône, il y a silence respiratoire complet.

Toute la moitié inférieure et gauche de la poitrine paraît donc occupée par une vaste poche purulente.

Le reste du poumon est malade : aux sommets, matité en avant et en arrière, avec craquements, râles sous-crépitants, souffle caverneux à droite, et râles sibilants disséminés dans le reste des poumons.

Les poumons sont donc profondément altérés par la tuberculose, ce qui s'accorde bien avec l'aspect intérieur du malade qui est très maigre, à ongles hyppocratiques et a une expectoration purulente nummulaire. — Il raconte que tous les soirs il a des frissons et de la fièvre, que sa voix a commencé à s'enrouer depuis deux mois, qu'il a perdu l'appétit, qu'il a de la diarrhée incoercible. — Il n'a rien eu qui ressemblât à une pleurésie et n'a jamais eu de vomique.

Sur le reste du corps on trouve les cicatrices des anciens abcès. — Ce malade est donc un phthisique avancé.—La vaste collection qu'il porte du côté gauche, précédée de la série non interrompue des abcès froids, doit donc être rapportée vraisemblablement a un abcès froid péricostal : Ce fut l'opinion de M. Terrillon.

Il n'y avait pas à songer à une intervention : la phthisie suivit son cours, et le malade mourut 15 jours après son entrée à l'hôpital.

Il était intéressant de vérifier l'état anatomique de la poche purulente.

L'autopsie montre que c'était bien un abcès périostique : en dehors du poumon gauche qui, ainsi que le droit, était semé de tubercules et creusé de cavernes, séparé de lui par un épaississement considérable de la plèvre, la poche occupait une vaste surface de la partie inférieure du thorax ; son étendue transversale était de 16 centimètres et la verticale de 13. — La surface interne était granuleuse, irrégulière, friable, elle ne portait pas trace de cloisonnements. — Une côte en un point était le siège d'une érosion large et peu profonde, et immédiatement au-dessous se trouvait l'orifice interne du canal très court que le pus avait suivi pour parvenir à la poche extérieure : celle-ci était limitée en dedans par le périoste et une pseudo-membrane granuleuse, en dehors par la peau dont la face profonde était ulcérée.

OBSERVATION V.

Communiquée par M. Panné, interne des hôpitaux. Résumé.

Le nommé L..., Émile, tourneur, 35 ans, entre le 21 février

1886, dans le service de M. Moutard-Martin, à l'Hôtel-Dieu.

Antécédents héréditaires non suspects ; il s'est toujours bien porté jusqu'à l'âge de 25 ans ; à cette époque il vient à Paris, où il est obligé de gagner sa vie péniblement. Il accuse aussi divers excès, et en particulier des habitudes alcooliques.

Depuis quatre ou cinq ans, il tousse l'hiver. Depuis un an il a commencé à ressentir des coliques dans le ventre qui en même temps grossit. La toux est devenue plus forte.

A son entrée on constate l'existence de lésions pulmonaires, consistant en induration du sommet gauche, et ramollissement avec souffle caverneux du sommet droit. De plus, il est atteint de péritonite tuberculeuse avancée ; enfin il présente sur le côté gauche du thorax, vers les 7me et 8me côtes un abcès froid volumineux qui a débuté il y a huit mois.

En raison de son état général, aucune tentative de traitement n'est faite à son abcès périostique.

Il meurt le 15 mai, et l'autopsie confirme en tout point le diagnostic porté pendant la vie.

L'abcès froid incisé a une poche épaisse, fongueuse ; la côte ne présente en aucun point de dénudation ni d'ostéite.

OBSERVATION VI.

CHARVOT, *De la tuberculose chirurgicale*, *Revue chirurgicale*, année 1884 (Observation VIII). Résumé. — Abcès froid thoracique, coïncidant avec manifestations tuberculeuses multiples.

Ch..., Antoine, 22 ans, ancien fumiste ; constitution assez faible. Mère morte de bronchite chronique. — Toujours bonne santé jusqu'à l'âge de 20 ans, époque à laquelle il est mis en prison à Clairvaux.

Sous l'influence du régime très dur de l'endroit, et de la réclusion, détérioration rapide de la santé ; apparition d'un engorgement ganglionnaire du cou, puis de signes évidents de tuberculose pulmonaire et abdominale.

Apparition, sur la poitrine, au niveau de la sixième côte, d'une tuméfaction au centre de laquelle est un orifice fistuleux. Par cet orifice on arrive sur la côte un peu dénudée.

Le malade est sorti de Clairvaux pour entrer à l'hôpital : sous l'influence du traitement reconstituant il reprend des forces, engraisse, et sort enfin de l'hôpital considérablement amélioré, mais présentant des signes évidents de tuberculose pulmonaire ; son abcès périostique n'était pas guéri.

OBSERVATION VII.

CHARVOT, *De la tuberculose chirurgicale*, *Revue de Chirurgie*, année 1884 (observation X). Résumé. — Abcès périostique coïncidant avec des abcès froids multiples, des gommes tuberculeuses, tuberculose pulmonaire. Mort par péritonite tuberculeuse terminée par perforation.

C..., âgé de 36 ans, depuis 14 ans au service : pas d'antécédents héréditaires scrofuleux. — Toujours santé excellente.

Début par contusion à la face interne du tibia droit, et formation d'une bosse sanguine : puis, sous l'influence de fatigues, inflammation de la poche et production d'un abcès phlegmoneux sus-périostique.

Dès ce moment altération de l'état général, productions de fongosités dans la poche périostique, et formation d'autres abcès tuberculeux ; il se développe successivement : à la jambe gauche, un abcès froid symptomatique d'une ostéite ; sur la joue une plaque de lupus ; *sur la paroi thoracique enfin, un abcès froid périostique* qui se résorbe en partie, plus tard, sans s'ouvrir.

L'état général devient de plus en plus mauvais : Première poussée aiguë de péritonite tuberculeuse, — puis phase d'accalmie pendant laquelle toutes les manifestations semblent rétrocéder ; mais bientôt une nouvelle poussée granuleuse se fait sur le péritoine et sur le poumon : le malade meurt, et l'autopsie fait reconnaître la nature des lésions précitées, et l'existence de perforations intestinales multiples qui ont été la cause déterminante de la mort.

OBSERVATION VIII.

Abcès froid costal. — Large ouverture. — Grattage de la poche et de la cavité osseuse. (BOUILLY, *Revue de Chirurgie*, page 888, année 1883). Résumé.

A..., 41 ans, vitrier, vigoureux, n'ayant jamais fait de maladie.

Depuis trois ou quatre mois, développement d'une tumeur à la partie antéro-latérale droite du tronc, vers les articulations chondro-costales. Elle ne s'est jamais accompagnée de douleur.

Le malade tousse de temps en temps : mais aucun signe à l'examen de la poitrine.

Large ouverture de la poche : découverte d'une petite cavité osseuse qui est grattée, ainsi que le reste de la poche. — Pansement à l'iodoforme.

Le pus et la paroi de l'abcès, examinés par M. Debove, *renferment des bacilles.*

OBSERVATION IX.

BOUILLY, *Revue de chirurgie*, 1883, page 888.—Abcès froid de la paroi thoracique antérieure : tuberculose pulmonaire. — Entérite tuberculeuse (Obs. résumée).

Homme de 34 ans, employé de commerce, toussant et crachant depuis dix ans, ayant eu du sang dans ses crachats.

Depuis trois mois, apparition d'un abcès froid à la partie inférieure du sternum.

A son entrée, aspect d'un tuberculeux avancé. Tumeur fluctuante de la grosseur d'une orange sur la ligne médiane du sternum, non réductible, n'augmentant pas par la toux. — En même temps, lésions tuberculeuses avancées des poumons.

L'état général est si mauvais qu'une intervention radicale est inutile. M. Bouilly pratique seulement une ponction aspiratrice.

L'examen microscopique démontra dans ce pus la présence de bacilles très rares du reste.

OBSERVATION X.

Legrand, Thèse de Paris, 1876 (Résumé).

Le nommé L..., 23 ans, entre le 18 août 1874, au Val-de-Grâce, pour de la bronchite avec localisation aux sommets.

En même temps, apparition au dehors d'une tumeur à la partie antérieure de la poitrine : elle s'ouvrit spontanément.

Le stylet introduit ne rencontrait aucune altération osseuse.

L'ouverture est faite largement, la suppuration s'établit alors interminable, par quatre fistules : le malade pâlit, maigrit.

L'hiver arrive : le malade tousse davantage, l'état général devient très mauvais. — Il meurt.

Autopsie. — Le poumon droit est adhérent de toutes parts, et criblé de granulations grises dans son lobe supérieur. — Le poumon gauche refoulé, ratatiné, possède dans son sommet une caverne de la grosseur d'une noix. Il est farci dans le reste de granulations tuberculeuses.

CONCLUSIONS.

I. — Les abcès froids thoraciques, rattachés autre-fois à une inflammation franche de la couche externe du périoste costal sont de nature tuberculeuse : ils semblent résulter d'une infiltration tuberculeuse primitive du périoste, indépendante de toute lésion osseuse préalable. Ils prendraient place alors entre les gommes tuberculeuses sous-cutanées d'une part et d'autre part les abcès ossifluents ou par congestion dans lesquels l'altération primitive de l'os est évidente.

II. — Leur étiologie est celle de toutes les tuber-culoses locales : ils s'en rapprochent également par la lenteur de leur marche, leur ténacité, la coïnci-dence fréquente de tuberculose viscérale les précé-dant ou les suivant.

Le microscope enfin, dans le plus grand nombre des cas, démontre que leur poche est formée d'élé-ments tuberculeux, et que le pus qu'elle contient ren-ferme des bacilles.

III. — Leur traitement est celui des abcès tuber-culeux ; grattage et ablation complète de la partie, râclage de l'os s'il est malade ; dans les cas de foyer sous-costal on est même autorisé, pour arriver jusqu'à lui, à réséquer un fragment de la côte, surtout si elle est malade elle aussi.

<hr>

Paris. — Imp. F. Pichon, 30, rue de l'Arbalète, & 24, rue Soufflot.

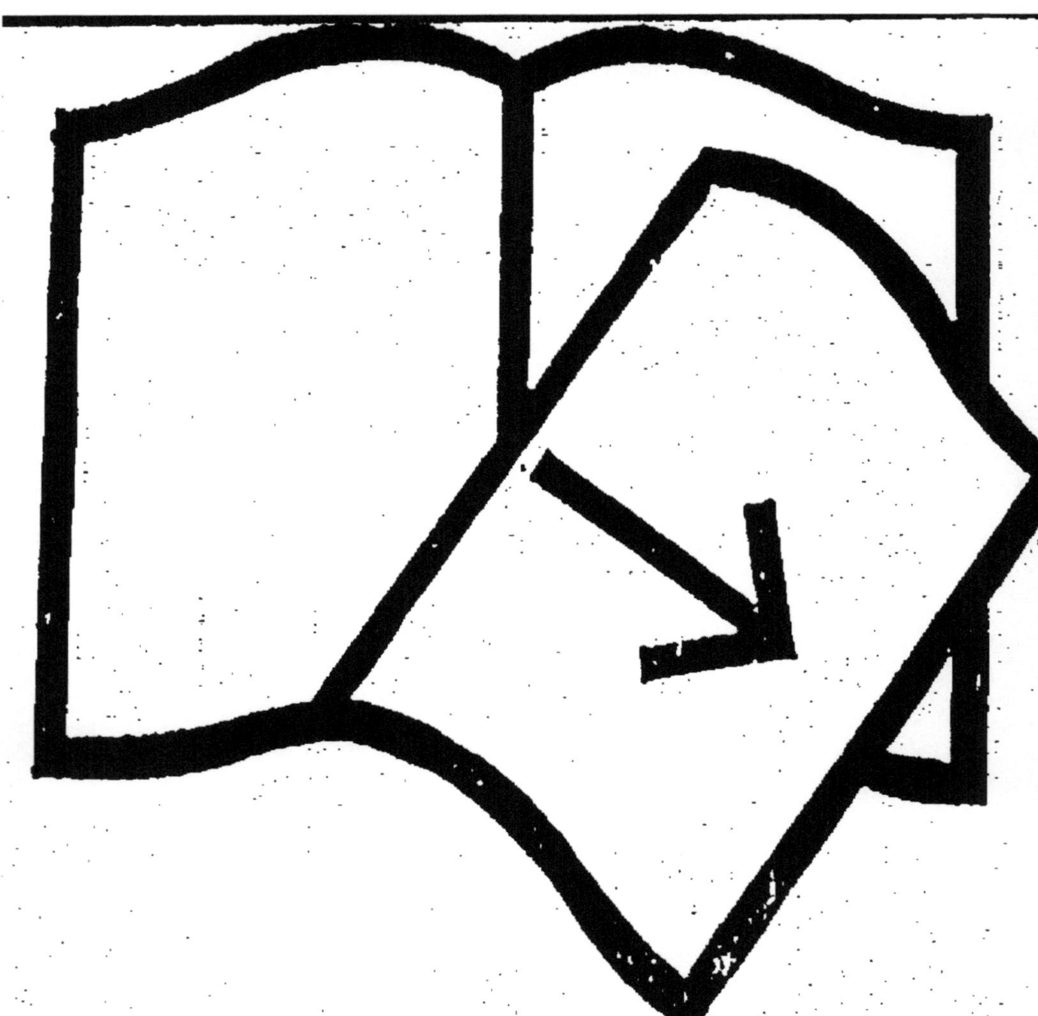

Documents manquants (pages, cahiers...)
NF Z 43-120-13